RÉCHERCHES

SUR

LES CAUSES PHYSIQUES

DE L'ALIÉNATION MENTALE.

PREMIER MÉMOIRE.

[illegible] Louis

RECHERCHES

SUR

LES CAUSES PHYSIQUES

DE L'ALIÉNATION MENTALE,

PAR M. PINEL FILS, D. M. P.

MÉMOIRE LU A L'ACADÉMIE DES SCIENCES LE 20 FÉVRIER 1826.

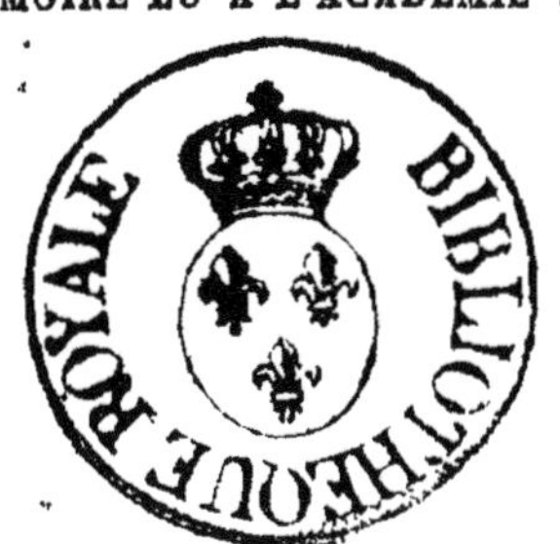

Il faut le dire, les physiologistes ne sont pas assez philosophes, et les philosophes ne sont pas assez physiologistes.

HALLE, *Cours d'Hygiène*, an XI.

PARIS,

DE L'IMPRIMERIE DE DAVID,

BOULEVART POISSONNIÈRE, N° 6.

1826.

RECHERCHÉS

SUR

LES CAUSES PHYSIQUES

DE L'ALIÉNATION MENTALE.

Les symptômes variés de l'aliénation mentale, leurs complications et leurs nuances diverses, le traitement physique et moral de cette maladie, et les instructions profondes que la philosophie peut puiser dans l'égarement de la raison, pour apprendre à l'homme à devenir meilleur et à mieux entendre ses propres intérêts, se trouvent si bien tracés dans le *Traité de l'aliénation mentale*, qu'il restait peu de recherches à faire sur cette partie de cet important sujet. Depuis, M. Esquirol, observant de plus près des symptômes qui avaient échappé à l'attention de ses prédécesseurs, a su agrandir par ses travaux le domaine de la science. S'avancer dans la même route, ce serait vouloir se traîner sur des répétitions, ou s'exposer à des comparaisons trop dangereuses.

Après l'étude des symptômes, la connaissance la plus difficile, et sans contredit la plus importante, est celle des causes physiques de l'aliénation mentale. Cette recherche fait le sujet du travail que j'ai l'honneur de présenter à l'Académie.

On a pendant si long-temps séparé l'étude des névroses cérébrales de celle du système nerveux, qu'il faut
peu s'étonner de l'obscurité qui, jusqu'à nos jours, a voilé
ces maladies; et si, dans ces derniers temps, l'observation des affections nerveuses présente un caractère plus
sévère et des résultats plus satisfaisans, c'est aux progrès de la physiologie moderne qu'il faut en renvoyer tout
le mérite. L'aliénation mentale n'est pas restée étrangère à
cette salutaire influence ; et plusieurs travaux récens et re-
commandables, en appelant l'attention sur l'encéphale,
attestent les progrès d'une étude si long-temps abandonnée
aux conjectures, ou à une observation superficielle.

Toutefois, on a lieu de s'étonner que jusqu'ici les recherches aient été dirigées d'une manière presque exclusive sur le cerveau, et que les autres appareils nerveux,
et surtout le système glanglionnaire, aient été traités
comme des organes secondaires ou peu importans. Cependant une des premières lois de la physiologie nous
apprend que rien n'est inutile ni superflu dans l'organisation, et que chaque appareil organique a des fonctions
qui lui sont propres, et une sphère d'activité particulière,
dont l'enchaînement général, l'ensemble et le libre exer-
cice forment l'harmonie de l'existence. Elle nous apprend
encore que tous les tissus du corps s'organisant, se nour-
rissant et étant malades chacun suivant leur organisation
particulière, il faut pour l'étude de leurs fonctions, comme
pour celle de leurs maladies, les considérer d'abord dans
leur vie propre et isolée, puis dans leurs liaisons, leur
dépendance et leur influence mutuelles. Ces principes,
qui sont invariables pour tout l'organisme, doivent surtout être appliqués au système nerveux. Et c'est peut-être

à l'oubli de ces lois fondamentales qu'il faut attribuer tant d'explications erronées, ou de notions inexactes.

Le cerveau, dont la principale fonction est de mettre au moyen des sens l'homme en rapport avec les objets extérieurs, de conserver leur image, de la reproduire à volonté, de faire exprimer au-dehors les sensations, et qui, en outre, a la conscience (1) et le sentiment intime qu'il est doué de ces nobles fonctions, le cerveau, dis-je, considéré non plus comme organe intelligent, mais simplement comme viscère, exerce sur le reste du corps une influence puissante et énergique. Aussi, non-seulement ses altérations physiques, mais encore les passions et les affections morales vont-elles retentir dans tous les tissus, et attester par les désordres qu'elles y provoquent, cette action immense de l'encéphale sur l'organisation toute entière.

Mais si le cerveau domine tous les organes, les organes à leur tour peuvent étendre les effets de leurs maladies sur l'encéphale, et il participe sous ce rapport, comme sous tous les autres, à cette solidarité mutuelle de tous les tissus. Remarquez en effet que dans les indispositions, même les plus légères, l'homme devient morose, insouciant, incapable d'un travail prolongé; qu'un flux de ventre de quelques heures suffit pour le jeter dans le découragement, dans les idées les plus tristes, quelquefois même dans le dégoût de l'existence; remarquez que dans le cours de phlegmasies aiguës, plus ou moins éloignées du centre cérébral, il survient souvent des intervalles

(1) C'est ce qui faisait dire à Pascal : *Quand l'univers l'ecraserait, l'homme serait encore plus noble que ce qui le tue, en ce qu'il sait qu'il meurt.* Pensées, 1re part.

de délire, et que dans les affections chroniques du canal alimentaire, l'abattement, les craintes puériles et exagérées, les erreurs des sensations, présentent tous les caractères d'une mélancolie à son premier degré. Et pour prendre un exemple qui rende plus évidentes encore ces modifications alternatives de l'encéphale et des viscères, est-il si rare de voir, pendant la veille, la présence de la beauté solliciter les organes de la génération, et pendant le sommeil le stimulus des organes génitaux remontant au cerveau, y produire les illusions érotique les plus variées? N'est-ce pas le développement rapide de ces mêmes organes qui, chez l'adolescent, embrâse son imagination et fait naître ces chimères d'espérance et de volupté, dont il sera si tôt désabusé?

Aussi Cabanis avait-il bien remarqué « qu'il se fait » entre les viscères et le centre cérébral un échange » continuel d'impressions et d'objets, et que puisque les » viscères influent directement par leurs désordres sur » les désordres de la pensée, leur concours est nécessaire » saire dans l'état naturel à sa formation régulière. »

Or, si le trouble des fonctions cérébrales peut être déterminé par des causes tantôt encéphaliques et tantôt viscérales, n'est-il pas indispensable à la connaissance du délire et de l'aliénation mentale, d'étudier, sous ce double rapport, ces causes différentes?

A ces premiers aperçus que l'on joigne un examen général de l'organisation du corps humain, et l'on verra que cette organisation nous indique naturellement la route à suivre pour arriver directement à la connaissance de toutes ces influences.

On sait en effet que Bichat, développant les idées

que plusieurs physiologistes, tant anciens que modernes, s'étaient formées des fonctions du corps humain, paraît avoir établi sur des caractères bien tranchés la division de ce qu'il appelle la vie animale, et la vie organique : l'une composée des organes qui nous mettent en rapport avec les objets extérieurs, l'encéphale et ses dépendances ; l'autre formée par tous les viscères des deux autres cavités splanchniques, ayant aussi un système nerveux particulier, qui est aux organes nutritifs ce que le cerveau est aux organes de relation ; système nerveux présidant à une sensibilité et à une intelligence intérieures, indépendantes et différentes de l'intelligence et de la sensibilité cérébrales, les suppléant quelquefois, et paraissant être le siége primitif de l'instinct et d'autres phénomènes encore mal connus.

L'idée d'appliquer à la recherche des causes physiques de la folie, la division naturelle que présentent ces deux fonctions différentes de deux appareils nerveux différens, et d'observer sous ce double point de vue leurs liens et leurs influences physiologiques et morbides, nous semble devoir résoudre facilement les questions que plusieurs auteurs ont débattues si souvent et avec si peu de succès sur les siéges variés de l'aliénation mentale. Toutefois, cette division des deux appareils nerveux ne peut plus être admise d'une manière aussi exclusive, depuis que la physiologie expérimentale a renversé pour jamais l'opinion de Bichat qui plaçait dans chaque organe le dernier terme de la sensibilité, et nous a démontré que le principe de la vie réside dans une portion très-circonscrite de l'appareil de relation.

Pour sentir de quelle importance peut devenir ce mode

d'investigation, et l'application directe que l'on peut en faire à l'étude de l'aliénation mentale, remontons à la cause primitive des sensations et des passions. Nous verrons que pour les premières il existe, non-seulement des sensations extérieures, résultant de l'impression des objets sur la surface du corps ou sur des organes particuliers, mais encore que la sensibilité organique dans l'état sain, comme dans l'état de maladie, peut être mise en action, perceptible, et provoquer des sensations énergiques au cerveau ; qu'elle n'a besoin que de se monter à un degré assez haut pour que l'encéphale en ait la confiance, et pour y faire naître des idées et des déterminations que la volonté ne peut plus maîtriser. Si nous faisons la même application aux causes diverses des passions, nous reconnaîtrons également que les penchans dégénèrent souvent en passions, et qu'alors le cerveau est leur siége primitif ; et que les viscères et le sentiment des besoins physiques, portés jusqu'à un certain point, deviennent les mobiles d'actes impétueux et déraisonnables. C'est pour n'avoir pas établi cette distinction, que plusieurs physiologistes, et surtout M. Gall, ont circonscrit leur siége au cerveau seul ; et d'autres, parmi lesquels il suffit de citer Bichat, ont renvoyé leur formation primitive aux viscères. Cette division, si bien établie par Cabanis pour les sensations externes et internes, et que l'on devrait également appliquer aux passions, est indispensable à la reconnaissance de l'aliénation mentale. Sans elle, nulle explication satisfaisante de l'entendement, aucune de l'instinct. C'est dans la physique animale le point d'où découle la source primitive de tous les phénomènes intellectuels et moraux, comme celle de tous leurs désordres et de toutes leurs perversions.

Que l'on joigne à ces premières données les résultats des ouvertures cadavériques des aliénés, et l'on sentira que leur discordance apparente vient donner de nouvelles forces à notre manière d'envisager les causes différentes de l'aliénation mentale. Nous n'allons dans ce moment qu'indiquer leurs résultats généraux, devant exposer plus loin les recherches que nous avons faites à ce sujet.

Deux cent soixante – une ouvertures d'aliénés, faites, il y a plusieurs années (1), sous les yeux de mon père, ont présenté les altérations suivantes :

68 lésions de l'encéphale, telles que putrilages, hydatides, apoplexies, épaississement des méninges, couches albumineuses, etc. ;

138 lésions des autres viscères, dont le plus grand nombre sont des affections chroniques du canal alimentaire, des pneumonies chroniques, des phthisies, des lésions organiques de l'uterus, des ovaires, et quelques affections du foie. ;

57 ouvertures n'ont offert que des altérations douteuses, ou encore mal connues.

Ces résultats sont à peu près analogues à ceux obtenus par M. Esquirol sur 277 ouvertures d'aliénés (article Folie du *Dictionnaire des sciences Médicales*), et dont voici le résumé : 77 lésions encéphaliques, 141 lésions dans les autres cavités splanchniques, et 61 affections indéterminées.

M. Esquirol, après avoir rapporté ces ouvertures et leurs données si incertaines, assure « qu'elles ne sont pas » propres à éclairer le siége de la folie, et que l'on est » encore bien loin de ce but. »

(1) 1802, 1803, 1804.

Les considérations que nous venons d'exposer doivent singulièrement modifier cette opinion, et faire sentir que les ouvertures des aliénés n'ont peut-être été muettes jusqu'à ce jour que parce que l'on n'a pas su les interroger. On ne peut toutefois méconnaître que ces ouvertures ne présentent à la fois des élémens d'erreurs et de vérités; que loin d'adopter aveuglément tous leurs résultats, il faut savoir distinguer, dans les altérations, celles que l'on peut regarder comme causes de la folie de celles qui sont accidentelles, ou postérieures au développement des désordres cérébraux; mais l'observation nous apprend qu'un examen attentif des phénomènes qui se sont manifestés au début, pendant la durée, et vers la fin de la maladie, et de leur concordance avec les altérations, peut établir avec quelque certitude le rapport de l'effet à la cause.

Et lorsque la physiologie nous montre l'encéphale et les viscères placés sous son influence continuelle et réciproque d'impressions, et le système nerveux séparé en deux ordres d'appareils et de fonctions différentes, siéges distincts des sensations, des penchans, des passions et de l'instinct; lorsque, d'un autre côté, les ouvertures d'aliénés nous font découvrir tantôt des lésions de l'encéphale, et tantôt des altérations plus ou moins profondes dans les autres organes, l'attention ne doit-elle pas être éveillée par ces premiers aperçus, ne doit-elle pas s'emparer de toutes leurs données, et observer leurs applications les plus directes, et les plus propres à jeter quelque lumière sur les causes encore si obscures de l'aliénation mentale? Et ne doit-ce pas être un puissant motif pour entreprendre de pareilles recherches, que d'entendre les médecins (1)

(1) Pinel, *Traité de la Manie*, page 16. Les désordres du cerveau

qui ont le plus approfondi ce sujet, reconnaître par l'observation et proclamer hautement que la folie peut être produite par des lésions étrangères au cerveau? Ne devons-nous pas regretter aussi qu'ils se soient contentés d'exprimer leur opinion, sans chercher à savoir en vertu de quelles lois et par quels organes ont lieu ces réactions sympathiques?

Pour obtenir quelques résultats satisfaisans, nous avons cru devoir appliquer à la *Recherche des causes physiques de l'aliénation mentale*, la distinction des deux ordres de fonctions nerveuses, à laquelle Bichat a dû ses plus heureuses inspirations. En bornant au cerveau seul l'étude de la folie, on a rendu impossible la connaissance complète des désordres de l'entendement, et l'on s'est privé des moyens les plus propres à expliquer une infinité de phénomènes qui sont encore inconnus ou mal interprétés, parce que l'on a pas suivi plutôt dans leur recherche cette distinction si naturelle.

Ce travail se divisera donc en deux parties principales :

sont précédés par ceux de la région épigastrique. C'est de ce centre que se propagent comme par irradiation les accès de manie, etc...

Nosographie, tome II. Les vertiges, les extases, ne prouvent-ils pas que les désordres de l'entendement ont un siége étranger au cerveau, et que ce dernier n'est alors affecté que comme centre d'une réaction sympathique?...

Bichat, *Anatomie générale*, tome II. Dans la vieillesse, les nerfs grands sympathiques deviennent grisâtres; les ganglions sont durs; les névroses qui paraissent leur appartenir, la mélancolie, l'hypocondrie, l'hystérie sont plus rares.

Esquirol, *article folie du Dic. d. s. Méd.* Tantôt les extrémités du système nerveux et les foyers de la sensibilité placés dans diverses régions, tantôt le foie et ses dépendances sont le premier siège du mal (de la folie).

L'une consacrée à la recherche dans l'encéphale même des causes physiques de la folie ;

Et l'autre, à l'appréciation des influences physiologiques et morbides de l'appareil organique sur le cerveau.

C'est la première partie de ce travail que je prends la liberté de soumettre aujourd'hui au jugement de l'Académie.

PREMIÈRE PARTIE.

Recherches des causes physiques qui, dans le cerveau, produisent l'aliénation mentale.

Regardée long-temps comme une affection surnaturelle ou comme un fléau qu'il fallait craindre et respecter ; la folie semblait avoir effrayé ou rebuté l'attention des observateurs, jusqu'à ce qu'enfin la philosophie, pénétrant profondément dans la structure de l'homme, dissipât d'anciens préjugés, et fît rentrer cette névrose dans le domaine de la pathologie. Elle ne fut plus dès-lors qu'une maladie, et l'on plaça tour à tour son siége dans la glande pinéale, dans le corps calleux, dans le cervelet, dans le rachis, et même dans les méninges ; mais aucune preuve anatomique ne vint confirmer cès hypothèses.

Dans ces derniers temps, des travaux dirigés spécialement sur le cerveau eurent pour but de démontrer que cet organe seul est le siége de l'aliénation mentale. Mais comme leur auteur, le docteur Georget, s'est plus occupé de soutenir une opinion exclusive, que de faire connaître quel genre d'altération subissait la pulpe cérébrale, ses recherches sur le siége précis de la folie n'ont point produit que des résultats vagues et peu concluans.

Les seuls auteurs qui aient franchement abordé la question, sont deux excellens observateurs, les docteurs Foville et Pinel-Grand-Champ, qui, dans un mémoire trop peu répandu, firent connaître, les premiers, et décrivirent avec soin les diverses altérations dont le cerveau est le siége dans beaucoup de maladies mentales.

Nous allons rapporter les principaux résultats de leurs recherches.

Ils ont trouvé dans le cerveau de la plupart des aliénés, tautôt des marbrures d'un rouge plus ou moins vif dans la substance grise superficielle, tantôt une augmentation de consistance, ou bien une molesse remarquable de la même partie. Souvent ils ont observé des adhérences partielles de l'arachnoïde à la superficie du cerveau, surtout à sa partie antérieure ; d'autres fois de semblables adhérences, si intimes dans toute l'étendue de la substance corticale, qu'en enlevant l'arachnoïde on détachait une épaisseur très-sensible de la substance grise.

Ils ont remarqué que la coloration rouge de la substance corticale correspondait aux symptômes aigus de l'aliénation mentale, et se rencontrait surtout chez les individus furieux ou maniaques ; que dans la démence, au contraire, il n'existe le plus souvent que des marbrures légères, disséminées ; que la substance corticale est très-pâle, plus molle ou plus ferme que dans l'état naturel ; que souvent même elle paraît avoir diminué d'épaisseur, et devenir si pâle, que sa couleur se confond avec celle de la substance médullaire.

Tel est le résumé des altérations principales que ces

auteurs ont observées chez les aliénés ; altérations toujours bornées, suivant eux, à la substance grise superficielle, quand l'intelligence seule était troublée, et s'étendant à la substance blanche lorsqu'il s'était manifesté des simptômes paralytiques. Cette correspondance des troubles intellectuels avec les altérations de la substance grise et des paralysies avec celles de la substance médullaire, les a conduits à regarder la première comme étant l'organe de l'intelligence, et la seconde comme présidant à la locomotion.

Sans adopter une pareille conséquence, sur laquelle nous aurons plus tard l'occasion de revenir, nous ne pouvons méconnaître que ces données ne soient nouvelles et précieuses pour l'anatomie pathologique du cerveau. Ce sont les recherches les plus directes et les plus minutieuses auxquelles aient encore été soumis les cerveaux des aliénés : et si elles ne paraissent pas au premier abord résoudre la question qui nous intéresse, nous verrons cependant que ce sont elles qui nous ont mis sur la voie ponr arriver à sa solution, et qu'il suffit de rapprocher les rapports et les coïncidences de ces diverses lésions, avec les phénomènes variés de l'aliénation mentale, pour reconnaître dans le cerveau les causes physiques de cette maladie.

En général, l'encéphale des aliénés présente deux aspects différens :

Ou tous les phénomènes, tels que l'injection, la rougeur, la molesse du tissu cérébral, annoncent qu'il a été le siége d'un afflux de sang considérable, d'un foyer d'irritation continuelle et d'une exaltation pathologique ;

Ou bien on observe un aspect tout opposé ; la décoloration, la densité, la disparition des capillaires, l'affaissement des circonvolutions, indiquent qu'à cette période éminemment aiguë a succédé un travail lent et chronique, qui, en dénaturant la pulpe cérébrale, a fini par abolir graduellement ses fonctions.

Ces deux états se rapportent à la marche, soit aiguë, soit chronique, de la folie, sont caractérisés par des symptômes et par des lésions qui leur sont propres, et méritent d'être examinés avec beaucoup de soins et de détails.

Marche aiguë de l'aliénation mentale.

Les syptômes de la manie sont trop connus pour être rapportés ici; nous ferons seulement observer qu'après plusieurs mois, souvent plusieurs années d'une agitation plus ou moins continue, d'un délire presque habituel, et des autres symptômes propres aux maniaques, on est étonné de voir ces malades devenir tout-à-coup tranquilles; à ce calme trompeur succède bientôt un affaissement général; la peau devient visqueuse, les déjections sont involontaires, la figure prend un aspect terreux, les diverses fonctions de la vie présentent des dérangemens plus ou moins graves, et les malades succombent promptement dans un état de stupeur et de paralysie profondes.

Les lésions les plus remarquables que présente dans ces cas l'inspection du cerveau, sont, dans plusieurs endroits, une rougeur remarquable de la substance cortiale; dans d'autres, une décomposition purulente de la pulpe cérébrale, désorganisation d'autant plus profonde et d'autant plus étendue, que la durée de la maladie s'est plus prolongée.

Des exemples particuliers rendront plus évidens les symptômes et les lésions propres à cette marche et à cette terminaison aiguë de la manie ; ils feront mieux sentir les applications dont ils sont susceptibles.

Observation de manie aiguë, terminée par inflammation d'une portion du cerveau.

Benoîte Peyronnien, âgée de 69 ans, d'une constitution forte et pléthorique, est amenée à la Salpêtrière le 26 octobre 1821, pour cause de manie avec fureur. Aucun renseignement antérieur ne vient jeter quelque jour sur les causes de sa maladie. Ses yeux sont brillans et animés ; elle parle sans cesse, ses phrases sont incohérentes et roulent sur toute espèce de sujet. Cette femme est dans une agitation continuelle ; son attention ne peut être fixée un moment ni par les questions qui lui sont adressées, ni par ce qui se passe autour d'elle. Cet état dure près de six mois au même degré d'intensité.

Le 15 mars 1822, elle ne peut se lever ; la figure est jaunâtre, les yeux entr'ouverts, la tête penchée sur l'épaule droite. Coma profond, pouls dur et accéléré, déjections involontaires. Le soir, paroxisme violent, la figure est très-rouge ; la malade pousse des cris aigus, et tombe plusieurs fois de son lit.

Le lendemain les symptômes sont encore plus graves ; les membres du côté gauche sont entièrement paralysés.

Le troisième jour, la malade succombe dans un état de carus profond.

L'ouverture du cadavre fait apercevoir les altérations suivantes :

Le crâne est épais, très-injecté; le cerveau présente à l'extérieur, et dans toute sa surface, une injection très-forte de la substance corticale, qui est d'un rouge vif dans les circonvolutions supérieures, ramollie et de couleur lie de vin dans les circonvolutions latérales; le corps strié droit est également désorganisé et réduit en matière liquide et brunâtre. Toute la partie postérieure du lobe droit présente une altération non moins considérable, les substances grise et blanche y sont confondues, forment une espèce de bouillie purulente, et s'écoulent aussitôt que l'arachnoïde est enlevée, en laissant apercevoir dans le liquide des parcelles rouges et blanches de pulpe cérébrale désorganisée. Tout le lobe gauche du cerveau est d'une consistance ordinaire; il ne présente à noter qn'une injection générale de sa superficie, et une coloration rouge et très-sensible de la substance corticale.

Les autres viscères paraissent être parfaitement sains.

RÉFLEXIONS.

Cette observation, choisie entre un grand nombre de faits analogues, est d'autant plus curieuse, qu'elle nous présente, sans complication étrangère, les altérations du cerveau qui nous intéressent en ce moment, l'interjection générale et la désorganisation partielle de cet organe. En comparant les symptômes observés pendant la vie avec les altérations trouvées sur le cadavre, nous reconnaîtrons dans cette injection générale la cause de cette irritation continue du cerveau, qui a produit tous les désordres maniaques; irritation qui en conservant toujours un degré presque aigu, a fini par déterminer dans une portion du cerveau une désorganisation inflammatoire , dont le début a été marqué par tous les symptômes graves survenus quelques jours avant la mort. Nous voyons ici , comme dans les autres tissus , une violente inflammation succéder à une irritation déjà très-intense , une portion du cerveau déjà continuellement irrité , s'enflammer et se désorganiser en quelques jours , et aussitôt l'appareil des symptômes les plus sinistres présager une fin prochaine.

Cette terminaison aiguë de la manie se rencontre fréquemment dans les hôpitaux d'aliénés ; elle a été souvent observée par M. Esquirol, mais sans qu'elle fût rapportée à son véritable caractère. Cette fin si brusque , et qui n'est dans le fond qu'une inflammation très-intense , est encore fort mal connue ; et on l'appelle communément apoplexie séreuse ou nerveuse , parce que ces altérations sont encore fort mal appréciées , et qu'on ne commenee à les étudier que depuis quelques années.

Avant d'établir les rapports qui existent entre l'injection du cerveau et la production de la manie , citons encore quelques faits analogues.

Manie intermittente terminée par inflammation du cerveau.

Madelaine Miret, réglée pour la première fois à l'âge de 14 ans, ayant cessé de l'être à 38, avait ██ avec répugnance les liens du mariage. Depuis son époque critique elle avait commencé à donner de fréquentes preuves d'aliénation mentale. Appelée comme témoin dans un procès intenté à ses parens, elle s'imagina qu'elle allait être poursuivie comme criminelle. Dès-lors ses idées se dérangèrent complètement, et elle fut conduite à la Salpêtrière en

1812, par ordre de police. Son délire roulait principalement sur des contentions litigieuses. Elle était très-agitée, parlant avec véhémence de justice, de comdamnation, de jugement ; huit années s'écoulèrent sans que l'on pût obtenir d'autre amélioration dans son état, que quelques intervalles de calme et de raison.

En 1821, sa fureur maniaque redouble d'intensité, elle déraisonne sur toutes les sensations qu'elle éprouve, prenant les objets et les personnes qui l'entourent pour des objets et pour des personnes différentes, présentant dans ses souvenirs les alliances les plus bizarres, et dans ses idées les contrastes les plus disparates. Elle dort peu, passe la plus grande partie des nuits à vociférer. Après trois mois d'un délire presque continu, elle devient brusquement tranquille le 3 octobre 1821.

Elle est continuellement assoupie : ses réponses sont assez justes, mais lentes et difficiles. Après sept jours d'un état de somnolence habituelle, il survient le soir un violent paroxisme ; le lendemain les extrémités inférieures sont complètement paralysées, et l'on ne peut plus obtenir de la malade aucune réponse. Cet état d'anéantissement dure encore cinq jours ; la malade succombe le 16 octobre.

Ouverture du cadavre.

Le crâne est très-mince ; la dure-mère adhère dans quelques endroits à l'arachnoïde qui paraît saine. Les circonvolutions sont profondes, et présentent dans les deux lobes cérébraux une injection très-forte de la substance corticale. Presque toute cette substance est à l'intérieur d'un rouge vif, elle est ramollie dans quelques circonvolutions. Dans les deux corps striés et dans les corps cannelés, la désorganisation est plus étendue et plus apparente ; ils sont convertis en une matière pultacée et noirâtre. Le reste de la substance blanche présente un aspect violet, et quelques échymoses ; tous les vaisseaux de l'encéphale sont gorgés de sang.

Le cervelet est mollasse, d'une couleur blanche qui fait un contraste très-sensible avec l'injection de tout le cerveau.

Le cœur est petit, d'une consistance ordinaire ; son tissu semble décoloré, mais il est solide et résistant. L'estomac est resserré, petit ; ses rides sont profondes ; la membrane muqueuse ne présente aucune injection.

RÉFLEXIONS.

Nous voyons de nouveau dans cette observation un exemple de cette terminaison funeste de la manie, provoquée par une inflammation des parties les plus profondes du cerveau, se développant tout d'un coup sur une irritation déjà très-ancienne de la pulpe cérébrale. On reconnaît les traces de cette irritation, dans l'injection rouge de toute la superficie du cerveau, dans l'aspect violet de la substance blanche, qui est parsemée d'échymoses, signes évidens d'une congestion très-active ; tout d'un coup cette irritation prend une marche plus intense, les corps cannelés et striés se désorganisent sous l'influence d'un travail inflammatoire et de l'apparition de tous les symptômes fébriles propres aux phlegmasies aiguës ; le septième jour, un violent paroxisme annonce combien est intense cette inflammation, qui, en détruisant la pulpe cérébrale, et en péné-

trant dans les parties profondes des deux lobes cérébraux,
cause la paralysie des extrémités inférieures, et une terminaison prompte et funeste.

Remarquons que le cerveau et ses vaisseaux sont gorgés,
de sang, tandis que les viscères des autres cavités sont
pâles et décolorés; nouvel indice d'une congestion très-
forte du sang vers les organes encéphaliques.

Ces faits, que nous avons choisis à l'état le plus pro-
noncé, pour rendre leurs conséquences plus évidentes,
peuvent donner une idée suffisante de cette terminaison
aiguë de la manie. Ils doivent aussi faire connaître cette irritation particulière du cerveau qui produit le délire maniaque, irritation dont nous exposerons plus loin et avec
détail les caractères anatomiques.

Mais heûreusement que cette fin si prompte, et contre
laquelle l'art a si peu de ressources, n'est pas la plus ordinaire. Il arrive même le plus souvent, et surtout chez de
jeunes sujets, que la manie la plus furieuse, ou le délire
le plus extravagant, se calment après une durée plus ou
moins longue, et que bientôt une convalescence lente et
graduée ramène le calme et consolide la raison. Trop heu-
reux le médecin, s'il n'avait à rapporter que de semblables
observations !

Marche chronique de l'aliénation mentale.

Malheureusement il existe une autre terminaison de la
folie, non moins funeste dans ses résultats que celle que
nous avons décrite à l'état le plus aigu, beaucoup plus
fréquente, et qui anéantit lentement les plus nobles facultés de l'homme. On a décrit depuis long-temps cet état de

démence par lequel se terminent presque toute les les espèces d'aliénations mentales, lorsqu'elles deviennent,
incurables. L'affaiblissement de la mémoire, l'indifférence
pour lesimpressions du moment, pour le présent et l'ave-
nir une tranquillité apathique, une difficulté très-légère
dans la prononciation, caractérisent cette époque de la
folie. Plus tard, la démence faisant de nouveaux progrès,
les malades paraissent être sans besoins, sans idées, sans
désirs; des symptômes généraux de paralysie commencent
à se manifester; la parole devient tremblante et pénible;
les malades n'articulent certains mots ou une partie de
ces mots qu'avec de grands efforts; leur marche devient in-
certaine et chancelante; les extrémités sont fléchies, ils
laissent échapper les objets qu'ils tiennent à la main, ou
les serrent d'une manière convulsive (1). Ils ont alors un
aspect particulier; leur figure peint un étonnement stupide;
ils regardent sans voir, semblent écouter sans entendre;
ils ne parlent plus ou profèrent quelques sons incohérens.
Bientôt les symptômes paralytiques croissent d'intensité;
la marche et la station ne sont plus possibles; les membres
se retirent et se contractent quelquefois avec tant de
force, qu'on ne peut plus obtenir la moindre extention.
Dès-lors un effrayant marasme commence, des escarres
gangréneuses se développent, et la mort vient terminer
lentement cette longue et pénible agonie.

Le développement de tous ces symptômes a une durée
variable. Quelques aliénés meurent une année après son
invasion; chez d'autres, cet état peut persister pendant
dix et quinze années.

(1) *Voyez* une excellente dissertation de M. Delaye, sur une espèce
de paralysie propre aux aliénés. Paris, 1824.

Peut-on rapporter la cause de tous ces phénomènes à une altération et à une déformation constante du tissu cérébral ? Existerait-il pour cet état chronique de la folie, un état également lent et chronique qui dénaturerait l'organisation du cerveau, et serait tout l'opposé, tant par ses symptômes que par les lésions organiques, de ces phénomènes observés à l'état le plus aigu dans les faits qui viennent d'être cités ?

Voici ce que nous apprend à ce sujet l'anatomie pathologique.

L'altération constante observée à la suite des symptômes que nous venons de décrire, est une dureté, une consistance particulière du cerveau, qui mérite d'autant plus notre attention, qu'elle n'a été que fort peu ou fort mal décrite, et qu'il est difficile de l'exprimer par un mot qui puisse en donner une juste idée. Exposons ses caractères physiques. Dans cet état d'induration, la substance cérébrale est compacte, ne paraît contenir ni vaisseaux, ni capillaires sanguins ; son volume est diminué, elle est d'une blancheur remarquable ; elle ne s'écrase plus sous les doigts, comme dans l'état sain, mais se déchire avec quelque peine, et revient avec élasticité sur elle-même quand elle est distendue. Elle durcit et se racornit à l'action du feu ou de l'acide nitrique, au lieu qu'une portion de cerveau sain, soumis aux mêmes agens, se dissout et s'étale promptement. Ces propriétés nous semble assigner à cette altération tous les caractères du tissu fibreux.

La substance corticale ne reste pas étrangère à ce mode de lésion. Elle est plus mince, plus pâle, semble se confondre avec la substance blanche, ou quelquefois s'en détache avec beaucoup de facilité.

En comparant cette altération avec la série des phénomènes observés pendant la vie, nous serons portés à voir dans cette induration, l'effet d'un travail organique qui altère lentement, soit une portion, soit la totalité du cerveau, détermine successivement la perte de l'intelligence, la faiblesse ou la paralysie de tous les organes de relation, et enfin la mort.

Rapportons quelques exemples de cette dégénérescence de la pulpe cérébrale.

Mélancolie dégénérée en démence. Induration du cerveau.

Marie-Françoise L'Enfant, d'une constitution assez forte, réglée pour la première fois à l'âge de quinze ans, fut mariée l'année suivante. Vive, alerte, d'un caractère enjoué, elle devint mère, dans l'espace de huit années, de cinq enfans bien constitués ; ayant perdu son mari pendant sa dernière grossesse, elle fut atteinte d'une mélancolie qui devint encore plus profonde à la suite de ses couches, et qui la fit conduire à la Salpêtrière le 15 octobre 1817. Taciturne, refusant la nourriture, évitant la société de ses compagnes, elle s'obstine à ne pas répondre aux questions relatives à sa santé ; sur les autres points ses réponses sont justes, mais brèves ; son intelligence paraît saine ; seulement, la malade exprime une grande crainte de la mort. Pendant dix-huit mois, cet état reste stationnaire ; peu à peu la mémoire devient confuse, les idées se troublent, l'intelligence finit par devenir presque nulle ; pendant trois années que dure une démence complète, la malade reste constamment couchée, ses extrémités inférieures se contractent, et elle succombe dans un état général de scorbut.

Ouverture du cadavre.

Le crâne est mince et blanc; l'arachnoïde, quoique paraissant saine, adhère si intimément à la substance cérébrale par sa face interne, qu'elle ne peut en être détachée qu'avec des parcelles de substance corticale ; cette substance est pâle, décolorée, solide, et tellement confondue dans certains endroits avec la substance blanche, qu'il est difficile de constater sa présence.

La substance médullaire, d'une blancheur remarquable, est dure et résistante. Cette dureté est très-sensible, surtout dans les couches optiques, à la partie supérieure des ventricules et dans les cornes d'ammon. Dans ces endroits, la substance blanche semble résister aux incisions ; elle peut être tirée fortement avant de céder, elle s'allonge en faisceaux de fibres très-apparentes, et revient sur elle-même.

Les autres parties du cerveau présentent également une grande consistance, mais beaucoup moindre que dans les parties que nous venons de désigner. Dans le thorax, le poumon gauche renferme une cavité considérable, remplie de pus. Ce côté de la poitrine contient beaucoup de sérosité, et les intestins sont parsemés de nombreuses ulcérations.

RÉFLEXIONS.

Cette observation présente un exemple bien manifeste

des désordres lents et gradués qu'apporte dans les fonctions du cerveau cette induration morbide de son tissu. Nous voyons ici les symptômes s'agraver à mesure que l'altération devient plus profonde , et marcher avec elle d'un pas égal. Chez cette malade, l'intelligence n'avait été que fort peu dérangée pendant dix-huit mois ; mais après ce temps, la mélancolie dégénéra en une démence complète , et la locomotion fut abolie dans les extrémités inférieures. Nous attribuerons les causes des premiers troubles de l'intelligence à l'altération aiguë de la périphérie du cerveau , altération dont nous reconnaissons les traces à l'adhérence intime qu'elle a fait contracter à l'arachnoïde avec le cerveau , adhérence qui ne peut être que le résultat d'une véritable inflammation. En dégénérant en un travail chronique , cette alternation a fini par décolorer la substance corticale , par augmenter sa consistance , et par la dénaturer entièrement ; et les parties les plus profondes du cerveau , telles que la portion supérieure des ventricules , les couches optiques , les cornes d'ammon , en devenant le siége d'une pareille induration , ont fait naître tous les symptômes de démence et de paralysie.

Nous ne ferons remarquer la lésion du poumon et les ulcérations des intestins qui en sont la suite, que parce que chez les aliénés, les lésions organiques même les plus graves sont presque toujours latentes.

Les bornes d'un mémoire ne permettent pas de multiplier davantage des faits semblables, qui s'observent si fréquemment dans les établissemens consacrés aux aliénés, et dont il nous serait facile de surcharger ce travail. Nous pensons que le peu que nous avons cru devoir rapporter, sont suffisans pour établir la grande différence qui existe entre les deux marches aiguës ou chroniques, entre les deux terminaisons funestes, et également chroniques ou aiguës, de l'aliénation mentale : l'une caractérisée par tous les symptômes d'une irritation active du cerveau, se terminant brusquement par une inflammation, et produisant le délire des furieux, et l'agitation des maniaques ; l'autre, résultat d'une induration qui anéantit graduellement dans cet organe l'intelligence et la locomotion.

Mais ne peut-il pas arriver que ces deux états se rencontrent à la fois chez les mêmes individus ? Est-il rare de voir chez les aliénés en démence, survenir des intervalles d'agitation passagère ou de manie la plus aiguë ? Et si chez ces individus on trouvait après la mort les deux caractères bien tranchés des lésions auxquelles l'observation nous a fait attribuer les symptômes aigus ou chroniques de la folie, ces nouveaux résultats ne viendraient-ils pas confirmer notre opinion, et la sanctionner par leur double autorité ? Les faits se présentent encore en foule pour résoudre affirmativement ces questions. Rapportons-en un seul qui puisse donner une idée précise de ces deux altérations et de leurs symptômes.

Démence compliquée d'accès de manie. Injection d'une portion du cerveau. Induration de l'autre.

Marguerite Mairet, d'une constitution faible et délicate, avait joui d'une assez bonne santé jusqu'à l'âge de quarante-cinq ans. A la suite de plusieurs malheurs, elle devient folle, et est conduite à la Salpêtrière en 1809, dans un état de manie furieuse. La première année, son agitation duré six mois , et fait place à une démence tranquille; en 1810 et 1811, nouvelle apparition de la manie, également suivie de calme au bout de quelques mois. Les mêmes phénomènes se renouvellent presque tous les ans jusqu'en 1818 ; à cette époque la démence devient plus prononcée ; la malade ne parle que difficilement , sa mémoire est confuse , souvent nulle; toute sa constitution présente un affaiblissement général. Cet état de démence persiste jusqu'en 1822 , époque à laquelle se déclare de nouveau une manie des plus furieuses. Quinze jours après l'invasion de cette nouvelle maladie, cette femme succombe dans un état de carus profond.

Ouverture du cadavre.

Le crâne est mince et blanc ; les méninges sont saines, excepté la portion de l'arachnoïde qui correspond à toute la région frontale. Dans cet endroit, l'arachnoïde est épaissie, opaque, soulevée par une couche albumineuse , qui a contracté dans plusieurs circonvolutions des adhérences intimes avec la substance corticale ; la substance grise, sous-jacente à cette altération, est d'un rouge foncé, désorganisée et diffluente en plusieurs endroits. En général , toute la substance corticale est d'un rouge vif et remarquable , présente dans plusieurs circonvolutions latérales et postérieures des parties échymosées , réduites en une matière purulente. Cette mollesse extérieure du cerveau et ses ramollissemens partiels , contrastent avec la dureté que présentent à l'intérieur la substance blanche ; l'induration affecte surtout le pourtour des ventricules, les corps cannelés et les corps striés. Dans ces endroits il est impossible de déchirer la substance cérébrale ; au lieu qu'à l'extérieur du cerveau , le moindre contact rend sa pulpe diffluente.

Les autres cavités splanchniques n'offrent aucune particularité intéressante.

RÉFLEXIONS.

Nous voyons dans cette observation , d'un côté la manie se renouveller par des accès périodiques, et conserver jusqu'à la fin son degré d'intensité ; et de l'autre, la démence faire aussi des progrès toujours croissans.

Nous attribuerons les phénomènes maniaques à cet état presque continuel d'irritation dont la portion antérieure du cerveau est évidemment le siége , irritation attestée par l'èpaississement de l'arachnoïde, par la sécrétion albumineuse qui l'unit à la substance cérébrale , et surtout par cette injection et cette rougeur caractéristiques de la substance corticale sous-jacente. Nous pensons que cet endroit a été le foyer d'un travail morbide tantôt aigu , tantôt intermittent ; et que , dans le dernier accès de manie , il s'y est développé une inflammation intense qui a ramolli dans plusieurs circonvolutions la substance cérébrale et causé une terminaison prompte et funeste. Les parties les plus centrales et les plus étendues du cerveau présentent un aspect tout différent ; devenues le siége d'une induration qui les envahit graduellement, elles ne peuvent plus excercer leurs fonctions, et produisent les premiers degrés de la démence , qui serait devenue encore plus complète , si l'induration avait eu le temps de prendre un plus grand développement.

Nous pensons que les faits que nous venons d'exposer peuvent faire connaître les deux espèces des lésions qui, dans le cerveau, sont causes des principaux phénomènes de la folie :

1° La rougeur et l'injection de la pulpe extérieure du cerveau, espèce d'altération entièrement méconnue, et qui doit cependant faire connaître le caractère anatomique des irritations de la pulpe cérébrale; altération qui n'est que le premier degré de son inflammation, ayant une marche aiguë ou stationnaire, et se terminant par inflammation ou par résolution.

2° L'induration du cerveau et surtout de la substance blanche, que nous pensons être la terminaison d'un travail auparavant aigu, apportant dans la structure comme dans les fonctions de cet organe, des désordres profonds et gradués, ayant une marche lente et chronique, et dont les progrès toujours croissans se terminent par un marasme général.

Entrons dans l'examen de ces altérations et de leur rapport avec le trouble de l'intelligence.

L'injection et la rougeur de la substance corticale sont, comme l'ont très-bien observé MM. Foville et Pinel-Grand-Champ, l'altération à laquelle on doit attribuer les symptômes les plus aigus de l'aliénation mentale. C'est alors que la périphérie du cerveau, siége d'un afflux de sang plus considérable, acquiert un degré de rougeur morbide, qui n'est pas uniforme dans les diverses parties de la substance corticale, qui la dénature et la sépare en trois espèces de couches différentes : la première (en procédant de l'intérieur à l'extérieur) en rapport dans toute son étendue avec la substance blanche, conserve une teinte grisâtre à peu près naturelle. La seconde, d'un rouge vif ou violet, paraît uniquement composée de vaisseaux sanguins et fortement engorgés ; elle est épaisse d'environ une ligne, plus ferme que dans l'état sain, quand elle a un aspect très-rouge ; plus molle, au contraire, quand sa couleur est brune ou violette : la troisième couche beaucoup plus mince, d'une couleur pâle et rougeâtre, se détache très-facilement de la seconde couche ; si on la racle avec le manche du scalpel ; elle paraît dépourvue de vaisseaux sanguins et ressemble assez bien à une exsudation inorganique ou albumineuse.

Ces trois couches ne se rencontrent pas dans l'état physiologique ; et si Vicq d'Azir en indique deux pour la substance corticale, il est problable que ses observations n'auront pas été faites sur des cerveaux parfaitement sains.

Le phénomène le plus remarquable est la coloration rouge de la seconde couche, résultat d'une concentration active du sang dans le réseau vasculaire, où sa présence exalte l'énergie de ces parties.

Si cet état passe de sa période aiguë au type chronique, dès-lors la coloration rouge s'altère et devient brunâtre ; la consistance de la pulpe est diminuée ; les symptômes aigus se calment, et la manie fait place à une folie tranquille, qui est le passage, soit à une résolution et à une guérison complètes, soit à un commencement de démence : dans le premier cas le sang accumulé dans les capillaires s'écoule, la substance cérébrale reprend sa couleur et sa consistance naturelles, et l'irritation disparaît entièrement : dans le second cas, au contraire, les portions de la substance corticale altérées, s'affaissent, perdent leur couleur, deviennent presque blanches, et finissent par se durcir et se confondre avec la substance blanche.

Nous observerons la même succession de phénomènes et le même rapport entre les lésions et les symptômes, dans les affections aiguës ou chroniques de la substance médullaire. Seulement ils y sont moins apparens, en raison de la différence de son organisation. En effet sa texture étant beaucoup moins vasculaire, son tissu plus ferme, plus serré, formé par des fibres blanches juxta-posées, il résulte de cette disposition organique, que les phénomènes d'irritation et les injections sanguines y sont moins évidens. Tous les tissus fibreux présentent les mêmes modifications, et les inflammations y sont moins caractérisées par l'afflux du sang, que par la douleur, l'exaltation de la sensibilité et les autres désordres de leurs fonctions. Dans la substance médullaire les caractères anatomiques de l'irritation sont une couleur violette très-prononcée, une très-forte injection des capillaires, un commencement de ramollissement jaunâtre ou quelquefois de couleur lie de vin, enfin l'impossibilité de reconnaître comme dans l'état sain, la disposition des fibres. L'irritation prend-elle une marche plus prononcée et plus active? aussitôt il se forme un foyer sanguino-purulent qui détruit en peu de jours une portion plus ou moins considérable du cerveau. (Nous avons rapporté quelques exemples de cette marche rapide des inflammations succédant aux irritations cérébrales.) Devient-elle au contraire chronique? c'est alors que se développent lentement tous les caractères de l'induration décrits plus haut.

C'est surtout par la base du cerveau et par les cornes d'ammon (1) que paraît commencer l'induration, et enva-

(1) Voyez la thèse de M. Delaye, citée plus haut.

'hir ensuite les parties environnantes. Tant qu'elle n'affecte que le cerveau seul, elle ne produit que la démence et la paralysie des organes de relation ; mais si elle pénètre dans des portions du système nerveux éminemment plus sensibles, telles que la protubérance annulaire, les corps olivaires, et le prolongement rachidien, dès-lors apparaissent des symptômes plus graves, indices du trouble profond porté à la sensibilité ; tels sont ceux de l'épilepsie et d'autres affections nerveuses dont le siége est ignoré.

Cette opinion relative aux causes physiques de l'épilepsie, fondée sur des recherches cadavériques nombreuses, se trouve encore confirmée par l'observation ; il n'est pas rare en effet de voir des individus en démence ou idiots, devenir épileptiques à la fin de leur carrière ; l'apparition de cette nouvelle affection peut facilement être expliquée par le développement de l'induration, bornée dans le principe au cerveau seul, et s'étendant ensuite à des portions nerveuses plus irritables.

L'induration, observée chez les individus en démence, est le premier degré de l'endurcissement et de l'atrophie du cerveau que présentent les idiots, et qui a fait le sujet du mémoire soumis au jugement de l'Académie en 1822. Nous ne savions alors à quel genre de lésion attribuer un changement de structure aussi nouveau et aussi remarquable. Nous sommes maintenant portés à le considérer comme le dernier terme de la dégénérescence organique que nous venons de décrire. Nous pensons que la cause primitive en a été une désorganisation inflammatoire de la pulpe cérébrale, que l'absorption a fini par réduire en une masse solide et fibreuse, désormais inhabile aux fonctions de relation. Dans les altérations du cerveau, nous observerons la même concordance entre la série des symptômes et le développement des lésions, que dans les autres appareils organiques.

Ainsi dans les membranes muqueuses, irritations, inflammations et transformations de tissu, sont des affections se succédant souvent les unes aux autres, quoique chacune, en particulier, ait un caractère qui lui soit propre. Il en est de même pour les maladies du cerveau. Il est soumis aux mêmes lois que les autres organes. Comme eux, il peut être irrité, enflammé, guérir, ou perdre pour toujours sa forme, son volume, et son organisation physiologique. Que l'on ne s'étonne pas que l'étude anatomique de ses altérations soit encore si obscure, puisque des affections, qui changent en putrilage des portions entières de cerveau, qui rendent liquide et diffluent un organe qui, dans l'état sain, est assez ferme et assez solide, n'ont commencé à être aperçues que depuis quelques années.

Le cerveau étant l'organe par lequel se manifeste l'intelligence, il est aisé de concevoir les désordres que de pareilles altérations doivent apporter dans ses fonctions; et l'observation nous apprend qu'ils sont plus ou moins généraux, que l'intelligence est plus ou moins altérée, suivant que les lésions affectent le cerveau dans une partie, circonscrite ou étendue, profonde ou superficielle.

Rien ne manquerait aux lumières que l'anatomie pathologique doit jeter maintenant sur le rapport des troubles intellectuels avec les diverses nuances des altérations encéphaliques, si elle pouvait nous apprendre aussi que le dérangement de telle faculté, ou de tel penchant, dépend constamment de la lésion d'une portion déterminée du cerveau. C'est à elle qu'appartient surtout de résoudre la question de la pluralité des-organes dans l'encéphale, question décidée trop affirmativement par les uns, rejetée peut-être avec trop de rigueur par les autres, et dans laquelle nous nous garderons bien de nous engager. Non qu'un pareil sujet ne soit rempli d'attrait à cause de l'imagination et des développemens ingénieux auxquels on peut se livrer, mais parce qu'il s'écarte du caractère d'observation et de sévérité que nous désirons donner à nos recherches.

Cependant il n'est pas rare d'observer, dans les altérations de l'encéphale, la lésion isolée d'un sens ou d'une faculté, et des dérangemens partiels dans la vue, l'audition, ou dans la mémoire et la parole, tandis que les autres sens et les autres facultés conservent leur intégrité. Trouver dans le cerveau la correspondance des lésions avec ces dérangemens partiels, ce serait résoudre un problème aussi difficile qu'important. Mais le peu d'efforts qu'on a tentés sur une pareille application de la pathologie à l'explication des phénomènes physiologiques, n'ont encore produit pour la connaissance des fonctions cérébrales que des résultats incertains, souvent même contradictoires.

Aussi quand MM. Foville et Pinel-Grand-Champ ont été conduits par leurs recherches sur les aliénés, à regarder la substance corticale comme l'organe de l'intelligence, et la substance médullaire comme celui de la locomotion, ils nous semblent avoir tiré de faits bien observés des conséquences peu rigoureuses. Nous pensons au contraire que toutes les portions du cerveau sont intelligentes; que l'intelligence et la locomotion ne sont, dans le cerveau, que des degrés différens de sa sensibilité;

que plus les altérations y sont profondes et étendues , plus cette sensibilité y reçoit de graves atteintes ; et qu'enfin le cerveau n'est pas l'organe des mouvemens, mais que, seulement chez l'homme , où son volume et son développement font exception, il influence le reste du corps , non comme organe moteur, mais comme agent nerveux. La physiologie expérimentale et l'anatomie comparée ont dans ces derniers temps jeté trop de lumières sur ces questions , pour que nous devions nous y arrêter plus long-temps.

CONCLUSIONS.

En résumant les faits et les considérations que nous venons d'exposer, nous croyons pouvoir établir, pour les altérations de l'éncéphale, les propositions suivantes :

1° On peut reconnaître par l'observation les causes physiques qui , dans le cerveau , produisent les désordres intellectuels ;

2° il existe pour cet organe , comme pour les autres tissus , des phénomènes d'irritation, d'inflammation 'et de dégénérescence organique ;

3° L'irritation est , dans la pulpe cérébrale, l'affection qui détermine le délire maniaque quand elle est aiguë, ou une folie tranquille , quand sa marche est stationnaire ;

4° Lorsqu'elle passe au type chronique, et qu'elle devient incurable , les diverses portions du cerveau, long-temps altérées par la présence du sang , s'affaissent, deviennent dures et résistantes ; la substance corticale semble disparaître et devient blanche ; la substance médullaire 'siège d'un travail organique qui la convertit lentement en un tissu très-solide et d'apparence fibreuse. Cette déformation, lorsqu'elle parvient à son dernier accroissement, anéantit toutes les facultés morales et intellectuelles.

Conséquences pour la classification de l'aliénation mentale.

En remontant ainsi des altérations vers leurs symptômes, nous ne pouvons plus reconnaître la manie, la mélancolie et la démence comme trois espèces différentes d'aliénation mentale mais seulement comme les trois périodes de la même affection ; périodes observées dans toutes les autres maladies et décrites sous les noms d'état aigu, stationnaire, de déclin ou de passage à l'état organique. Seulement, dans la folie, ces périodes embrassent quelquefois l'espace de dix, quinze et vingt années, au lieu que leur succession est beaucoup plus rapide dans les autres affections.

Pour compléter l'histoire des désordres cérébraux il nous reste maintenant à rechercher si l'appareil nerveux ganglionnaire et les viscères ne peuvent pas influencer l'organe encéphalique au point de devenir les mobiles d'actions déraisonnables, de goûts dépravés, et de mouvemens impétueux ou désordonnés ; si leurs lésions ne peuvent pas provoquer les illusions les plus bizarres dans les sensations et dans le jugement, pervertir les sentimens moraux, effrayer l'imagination ; si enfin il n'existe pas de momens où le cerveau, subjugué par les appétits viscéraux, exécute, malgré la volonté, des actions condamnables, ou se livre à des impulsions qui révoltent la nature et la raison. Quand nous aurons apprécié à leur juste valeur toutes ces influences, nous pourrons alors établir une classification plus physiologique de l'aliénation mentale, indiquer un traitement plus rationnel, et appliquer à la connaissance de l'intelligence et des passions de l'homme, les désordres de son intelligence et de ses passions : grande et importante étude qui embrasse à la fois tout ce qu'il y a de plus noble et de plus élevé, et de plus abject et de plus bas!

9 782014 067477